SHOPPING LIST

DATE: ________________

SHOPPING LIST

DATE:

SHOPPING LIST

DATE:

SHOPPING LIST

DATE:

SHOPPING LIST

☐ ________________________   ☐ ________________________

☐ ________________________   ☐ ________________________

☐ ________________________   ☐ ________________________

☐ ________________________   ☐ ________________________

☐ ________________________   ☐ ________________________

☐ ________________________   ☐ ________________________

☐ ________________________   ☐ ________________________

☐ ________________________   ☐ ________________________

☐ ________________________   ☐ ________________________

☐ ________________________   ☐ ________________________

☐ ________________________   ☐ ________________________

☐ ________________________   ☐ ________________________

☐ ________________________   ☐ ________________________

☐ ________________________   ☐ ________________________

☐ ________________________   ☐ ________________________

☐ ________________________   ☐ ________________________

☐ ________________________   ☐ ________________________

DATE: ________________________

SHOPPING LIST

DATE:

SHOPPING LIST

DATE:

SHOPPING LIST

DATE:

SHOPPING LIST

☐ ______________	☐ ______________
☐ ______________	☐ ______________
☐ ______________	☐ ______________
☐ ______________	☐ ______________
☐ ______________	☐ ______________
☐ ______________	☐ ______________
☐ ______________	☐ ______________
☐ ______________	☐ ______________
☐ ______________	☐ ______________
☐ ______________	☐ ______________
☐ ______________	☐ ______________
☐ ______________	☐ ______________
☐ ______________	☐ ______________
☐ ______________	☐ ______________
☐ ______________	☐ ______________
☐ ______________	☐ ______________
☐ ______________	☐ ______________
☐ ______________	☐ ______________

DATE: ______________

SHOPPING LIST

☐ ——————————————— ☐ ———————————————

☐ ——————————————— ☐ ———————————————

☐ ——————————————— ☐ ———————————————

☐ ——————————————— ☐ ———————————————

☐ ——————————————— ☐ ———————————————

☐ ——————————————— ☐ ———————————————

☐ ——————————————— ☐ ———————————————

☐ ——————————————— ☐ ———————————————

☐ ——————————————— ☐ ———————————————

☐ ——————————————— ☐ ———————————————

☐ ——————————————— ☐ ———————————————

☐ ——————————————— ☐ ———————————————

☐ ——————————————— ☐ ———————————————

☐ ——————————————— ☐ ———————————————

☐ ——————————————— ☐ ———————————————

☐ ——————————————— ☐ ———————————————

☐ ——————————————— ☐ ———————————————

DATE: ___________________

SHOPPING LIST

DATE:

SHOPPING LIST

DATE: _______________________

SHOPPING LIST

DATE:

SHOPPING LIST

DATE:

SHOPPING LIST

DATE: ________________

SHOPPING LIST

DATE: _______________________

SHOPPING LIST

☐ —————————————— ☐ ——————————————

☐ —————————————— ☐ ——————————————

☐ —————————————— ☐ ——————————————

☐ —————————————— ☐ ——————————————

☐ —————————————— ☐ ——————————————

☐ —————————————— ☐ ——————————————

☐ —————————————— ☐ ——————————————

☐ —————————————— ☐ ——————————————

☐ —————————————— ☐ ——————————————

☐ —————————————— ☐ ——————————————

☐ —————————————— ☐ ——————————————

☐ —————————————— ☐ ——————————————

☐ —————————————— ☐ ——————————————

☐ —————————————— ☐ ——————————————

☐ —————————————— ☐ ——————————————

☐ —————————————— ☐ ——————————————

DATE: ——————————————

SHOPPING LIST

DATE:

SHOPPING LIST

☐ ___________________________   ☐ ___________________________

☐ ___________________________   ☐ ___________________________

☐ ___________________________   ☐ ___________________________

☐ ___________________________   ☐ ___________________________

☐ ___________________________   ☐ ___________________________

☐ ___________________________   ☐ ___________________________

☐ ___________________________   ☐ ___________________________

☐ ___________________________   ☐ ___________________________

☐ ___________________________   ☐ ___________________________

☐ ___________________________   ☐ ___________________________

☐ ___________________________   ☐ ___________________________

☐ ___________________________   ☐ ___________________________

☐ ___________________________   ☐ ___________________________

☐ ___________________________   ☐ ___________________________

☐ ___________________________   ☐ ___________________________

☐ ___________________________   ☐ ___________________________

DATE: ___________________________

SHOPPING LIST

DATE:

SHOPPING LIST

☐ ___________________________ ☐ ___________________________

☐ ___________________________ ☐ ___________________________

☐ ___________________________ ☐ ___________________________

☐ ___________________________ ☐ ___________________________

☐ ___________________________ ☐ ___________________________

☐ ___________________________ ☐ ___________________________

☐ ___________________________ ☐ ___________________________

☐ ___________________________ ☐ ___________________________

☐ ___________________________ ☐ ___________________________

☐ ___________________________ ☐ ___________________________

☐ ___________________________ ☐ ___________________________

☐ ___________________________ ☐ ___________________________

☐ ___________________________ ☐ ___________________________

☐ ___________________________ ☐ ___________________________

☐ ___________________________ ☐ ___________________________

☐ ___________________________ ☐ ___________________________

☐ ___________________________ ☐ ___________________________

DATE: ___________________________

SHOPPING LIST

<table>
<tr><td>☐ ______________________</td><td>☐ ______________________</td></tr>
<tr><td>☐ ______________________</td><td>☐ ______________________</td></tr>
<tr><td>☐ ______________________</td><td>☐ ______________________</td></tr>
<tr><td>☐ ______________________</td><td>☐ ______________________</td></tr>
<tr><td>☐ ______________________</td><td>☐ ______________________</td></tr>
<tr><td>☐ ______________________</td><td>☐ ______________________</td></tr>
<tr><td>☐ ______________________</td><td>☐ ______________________</td></tr>
<tr><td>☐ ______________________</td><td>☐ ______________________</td></tr>
<tr><td>☐ ______________________</td><td>☐ ______________________</td></tr>
<tr><td>☐ ______________________</td><td>☐ ______________________</td></tr>
<tr><td>☐ ______________________</td><td>☐ ______________________</td></tr>
<tr><td>☐ ______________________</td><td>☐ ______________________</td></tr>
<tr><td>☐ ______________________</td><td>☐ ______________________</td></tr>
<tr><td>☐ ______________________</td><td>☐ ______________________</td></tr>
<tr><td>☐ ______________________</td><td>☐ ______________________</td></tr>
<tr><td>☐ ______________________</td><td>☐ ______________________</td></tr>
<tr><td>☐ ______________________</td><td>☐ ______________________</td></tr>
</table>

DATE: ______________________

SHOPPING LIST

☐ ——————————————— ☐ ———————————————

☐ ——————————————— ☐ ———————————————

☐ ——————————————— ☐ ———————————————

☐ ——————————————— ☐ ———————————————

☐ ——————————————— ☐ ———————————————

☐ ——————————————— ☐ ———————————————

☐ ——————————————— ☐ ———————————————

☐ ——————————————— ☐ ———————————————

☐ ——————————————— ☐ ———————————————

☐ ——————————————— ☐ ———————————————

☐ ——————————————— ☐ ———————————————

☐ ——————————————— ☐ ———————————————

☐ ——————————————— ☐ ———————————————

☐ ——————————————— ☐ ———————————————

☐ ——————————————— ☐ ———————————————

☐ ——————————————— ☐ ———————————————

☐ ——————————————— ☐ ———————————————

DATE: ___________________

SHOPPING LIST

☐ ________________________

☐ ________________________

☐ ________________________

☐ ________________________

☐ ________________________

☐ ________________________

☐ ________________________

☐ ________________________

☐ ________________________

☐ ________________________

☐ ________________________

☐ ________________________

☐ ________________________

☐ ________________________

☐ ________________________

☐ ________________________

☐ ________________________

DATE: ________________________

SHOPPING LIST

DATE: ___________________________

SHOPPING LIST

DATE: ___________________

SHOPPING LIST

DATE: ___________________________

SHOPPING LIST

DATE:

SHOPPING LIST

DATE:

SHOPPING LIST

DATE:

SHOPPING LIST

DATE:

SHOPPING LIST

DATE: ___________________________

SHOPPING LIST

DATE:

SHOPPING LIST

DATE:

SHOPPING LIST

DATE:

SHOPPING LIST

DATE: _______________________

SHOPPING LIST

☐ _______________________ ☐ _______________________

☐ _______________________ ☐ _______________________

☐ _______________________ ☐ _______________________

☐ _______________________ ☐ _______________________

☐ _______________________ ☐ _______________________

☐ _______________________ ☐ _______________________

☐ _______________________ ☐ _______________________

☐ _______________________ ☐ _______________________

☐ _______________________ ☐ _______________________

☐ _______________________ ☐ _______________________

☐ _______________________ ☐ _______________________

☐ _______________________ ☐ _______________________

☐ _______________________ ☐ _______________________

☐ _______________________ ☐ _______________________

☐ _______________________ ☐ _______________________

☐ _______________________ ☐ _______________________

DATE: _______________________

SHOPPING LIST

DATE:

SHOPPING LIST

☐ ———————	☐ ———————
☐ ———————	☐ ———————
☐ ———————	☐ ———————
☐ ———————	☐ ———————
☐ ———————	☐ ———————
☐ ———————	☐ ———————
☐ ———————	☐ ———————
☐ ———————	☐ ———————
☐ ———————	☐ ———————
☐ ———————	☐ ———————
☐ ———————	☐ ———————
☐ ———————	☐ ———————
☐ ———————	☐ ———————
☐ ———————	☐ ———————
☐ ———————	☐ ———————
☐ ———————	☐ ———————
☐ ———————	☐ ———————

DATE: ___________________

SHOPPING LIST

DATE:

SHOPPING LIST

☐ ______________________ ☐ ______________________

☐ ______________________ ☐ ______________________

☐ ______________________ ☐ ______________________

☐ ______________________ ☐ ______________________

☐ ______________________ ☐ ______________________

☐ ______________________ ☐ ______________________

☐ ______________________ ☐ ______________________

☐ ______________________ ☐ ______________________

☐ ______________________ ☐ ______________________

☐ ______________________ ☐ ______________________

☐ ______________________ ☐ ______________________

☐ ______________________ ☐ ______________________

☐ ______________________ ☐ ______________________

☐ ______________________ ☐ ______________________

☐ ______________________ ☐ ______________________

☐ ______________________ ☐ ______________________

☐ ______________________ ☐ ______________________

DATE: ______________________

SHOPPING LIST

☐ ______________________   ☐ ______________________

☐ ______________________   ☐ ______________________

☐ ______________________   ☐ ______________________

☐ ______________________   ☐ ______________________

☐ ______________________   ☐ ______________________

☐ ______________________   ☐ ______________________

☐ ______________________   ☐ ______________________

☐ ______________________   ☐ ______________________

☐ ______________________   ☐ ______________________

☐ ______________________   ☐ ______________________

☐ ______________________   ☐ ______________________

☐ ______________________   ☐ ______________________

☐ ______________________   ☐ ______________________

☐ ______________________   ☐ ______________________

☐ ______________________   ☐ ______________________

☐ ______________________   ☐ ______________________

DATE: ______________________

SHOPPING LIST

DATE: _______________________

SHOPPING LIST

DATE: _______________________

SHOPPING LIST

DATE: _______________________

SHOPPING LIST

DATE:

SHOPPING LIST

DATE: _______________________

SHOPPING LIST

DATE: _______________

SHOPPING LIST

DATE: ___________________________

SHOPPING LIST

DATE: ________________________

SHOPPING LIST

DATE: ______________________

SHOPPING LIST

DATE:

SHOPPING LIST

- [ ] _______________________
- [ ] _______________________
- [ ] _______________________
- [ ] _______________________
- [ ] _______________________
- [ ] _______________________
- [ ] _______________________
- [ ] _______________________
- [ ] _______________________
- [ ] _______________________
- [ ] _______________________
- [ ] _______________________
- [ ] _______________________
- [ ] _______________________
- [ ] _______________________
- [ ] _______________________
- [ ] _______________________

- [ ] _______________________
- [ ] _______________________
- [ ] _______________________
- [ ] _______________________
- [ ] _______________________
- [ ] _______________________
- [ ] _______________________
- [ ] _______________________
- [ ] _______________________
- [ ] _______________________
- [ ] _______________________
- [ ] _______________________
- [ ] _______________________
- [ ] _______________________
- [ ] _______________________
- [ ] _______________________
- [ ] _______________________

DATE: _______________________

SHOPPING LIST

DATE:

SHOPPING LIST

DATE:

SHOPPING LIST

DATE: ___________________________

SHOPPING LIST

DATE: ___________________________

SHOPPING LIST

DATE:

SHOPPING LIST

DATE:

SHOPPING LIST

DATE: _______________________

SHOPPING LIST

DATE: ___________________

SHOPPING LIST

DATE:

SHOPPING LIST

DATE: ______________________

SHOPPING LIST

DATE:

SHOPPING LIST

DATE:

SHOPPING LIST

DATE:

SHOPPING LIST

DATE: ______________________

SHOPPING LIST

DATE:

SHOPPING LIST

DATE: ______________________

SHOPPING LIST

DATE: ___________________________

SHOPPING LIST

DATE: ___________________________

SHOPPING LIST

DATE:

SHOPPING LIST

DATE:

SHOPPING LIST

DATE:

SHOPPING LIST

DATE: ___________________

SHOPPING LIST

DATE: _______________________

SHOPPING LIST

DATE:

SHOPPING LIST

DATE:

SHOPPING LIST

DATE: ___________________

SHOPPING LIST

☐ ______________________ ☐ ______________________

☐ ______________________ ☐ ______________________

☐ ______________________ ☐ ______________________

☐ ______________________ ☐ ______________________

☐ ______________________ ☐ ______________________

☐ ______________________ ☐ ______________________

☐ ______________________ ☐ ______________________

☐ ______________________ ☐ ______________________

☐ ______________________ ☐ ______________________

☐ ______________________ ☐ ______________________

☐ ______________________ ☐ ______________________

☐ ______________________ ☐ ______________________

☐ ______________________ ☐ ______________________

☐ ______________________ ☐ ______________________

☐ ______________________ ☐ ______________________

☐ ______________________ ☐ ______________________

DATE: ______________________

SHOPPING LIST

DATE:

SHOPPING LIST

DATE:

SHOPPING LIST

DATE: ___________________

SHOPPING LIST

DATE: ________________________

SHOPPING LIST

DATE: ___________________

SHOPPING LIST

DATE:

SHOPPING LIST

DATE: ___________________

SHOPPING LIST

☐ ___________________________ ☐ ___________________________

☐ ___________________________ ☐ ___________________________

☐ ___________________________ ☐ ___________________________

☐ ___________________________ ☐ ___________________________

☐ ___________________________ ☐ ___________________________

☐ ___________________________ ☐ ___________________________

☐ ___________________________ ☐ ___________________________

☐ ___________________________ ☐ ___________________________

☐ ___________________________ ☐ ___________________________

☐ ___________________________ ☐ ___________________________

☐ ___________________________ ☐ ___________________________

☐ ___________________________ ☐ ___________________________

☐ ___________________________ ☐ ___________________________

☐ ___________________________ ☐ ___________________________

☐ ___________________________ ☐ ___________________________

☐ ___________________________ ☐ ___________________________

☐ ___________________________ ☐ ___________________________

DATE: ___________________________

SHOPPING LIST

☐ _______________________ ☐ _______________________

☐ _______________________ ☐ _______________________

☐ _______________________ ☐ _______________________

☐ _______________________ ☐ _______________________

☐ _______________________ ☐ _______________________

☐ _______________________ ☐ _______________________

☐ _______________________ ☐ _______________________

☐ _______________________ ☐ _______________________

☐ _______________________ ☐ _______________________

☐ _______________________ ☐ _______________________

☐ _______________________ ☐ _______________________

☐ _______________________ ☐ _______________________

☐ _______________________ ☐ _______________________

☐ _______________________ ☐ _______________________

☐ _______________________ ☐ _______________________

☐ _______________________ ☐ _______________________

☐ _______________________ ☐ _______________________

DATE: _______________________

SHOPPING LIST

DATE:

SHOPPING LIST

DATE:

SHOPPING LIST

DATE:

SHOPPING LIST

DATE: ___________________________

SHOPPING LIST

DATE:

SHOPPING LIST

☐ ______________________   ☐ ______________________

☐ ______________________   ☐ ______________________

☐ ______________________   ☐ ______________________

☐ ______________________   ☐ ______________________

☐ ______________________   ☐ ______________________

☐ ______________________   ☐ ______________________

☐ ______________________   ☐ ______________________

☐ ______________________   ☐ ______________________

☐ ______________________   ☐ ______________________

☐ ______________________   ☐ ______________________

☐ ______________________   ☐ ______________________

☐ ______________________   ☐ ______________________

☐ ______________________   ☐ ______________________

☐ ______________________   ☐ ______________________

☐ ______________________   ☐ ______________________

☐ ______________________   ☐ ______________________

☐ ______________________   ☐ ______________________

DATE: ______________________

SHOPPING LIST

DATE: ___________________

SHOPPING LIST

DATE: ___________________________

SHOPPING LIST

DATE: _______________________

SHOPPING LIST

☐ _______________________   ☐ _______________________

☐ _______________________   ☐ _______________________

☐ _______________________   ☐ _______________________

☐ _______________________   ☐ _______________________

☐ _______________________   ☐ _______________________

☐ _______________________   ☐ _______________________

☐ _______________________   ☐ _______________________

☐ _______________________   ☐ _______________________

☐ _______________________   ☐ _______________________

☐ _______________________   ☐ _______________________

☐ _______________________   ☐ _______________________

☐ _______________________   ☐ _______________________

☐ _______________________   ☐ _______________________

☐ _______________________   ☐ _______________________

☐ _______________________   ☐ _______________________

☐ _______________________   ☐ _______________________

☐ _______________________   ☐ _______________________

DATE: _______________________

SHOPPING LIST

DATE: ________________________

SHOPPING LIST

DATE:

SHOPPING LIST

DATE: ________________________

SHOPPING LIST

DATE:

SHOPPING LIST

DATE: ___________________

SHOPPING LIST

DATE:

SHOPPING LIST

☐ ____________________ ☐ ____________________

☐ ____________________ ☐ ____________________

☐ ____________________ ☐ ____________________

☐ ____________________ ☐ ____________________

☐ ____________________ ☐ ____________________

☐ ____________________ ☐ ____________________

☐ ____________________ ☐ ____________________

☐ ____________________ ☐ ____________________

☐ ____________________ ☐ ____________________

☐ ____________________ ☐ ____________________

☐ ____________________ ☐ ____________________

☐ ____________________ ☐ ____________________

☐ ____________________ ☐ ____________________

☐ ____________________ ☐ ____________________

☐ ____________________ ☐ ____________________

☐ ____________________ ☐ ____________________

☐ ____________________ ☐ ____________________

DATE: ____________________

SHOPPING LIST

☐ _________________	☐ _________________
☐ _________________	☐ _________________
☐ _________________	☐ _________________
☐ _________________	☐ _________________
☐ _________________	☐ _________________
☐ _________________	☐ _________________
☐ _________________	☐ _________________
☐ _________________	☐ _________________
☐ _________________	☐ _________________
☐ _________________	☐ _________________
☐ _________________	☐ _________________
☐ _________________	☐ _________________
☐ _________________	☐ _________________
☐ _________________	☐ _________________
☐ _________________	☐ _________________
☐ _________________	☐ _________________
☐ _________________	☐ _________________
☐ _________________	☐ _________________

DATE: _________________

SHOPPING LIST

DATE:

SHOPPING LIST

DATE: ___________________

SHOPPING LIST

☐ —————————————— ☐ ——————————————

☐ —————————————— ☐ ——————————————

☐ —————————————— ☐ ——————————————

☐ —————————————— ☐ ——————————————

☐ —————————————— ☐ ——————————————

☐ —————————————— ☐ ——————————————

☐ —————————————— ☐ ——————————————

☐ —————————————— ☐ ——————————————

☐ —————————————— ☐ ——————————————

☐ —————————————— ☐ ——————————————

☐ —————————————— ☐ ——————————————

☐ —————————————— ☐ ——————————————

☐ —————————————— ☐ ——————————————

☐ —————————————— ☐ ——————————————

☐ —————————————— ☐ ——————————————

☐ —————————————— ☐ ——————————————

DATE: ————————————

SHOPPING LIST

DATE: ___________________________

SHOPPING LIST

DATE:

SHOPPING LIST

DATE: ________________

SHOPPING LIST

DATE: ___________________

SHOPPING LIST

DATE: _______________________

SHOPPING LIST

DATE:

SHOPPING LIST

DATE: _______________________

SHOPPING LIST

DATE: ________________________

SHOPPING LIST

DATE: ________________________

SHOPPING LIST

DATE:

SHOPPING LIST

DATE:

SHOPPING LIST

DATE:

SHOPPING LIST

☐ ____________________________

☐ ____________________________

☐ ____________________________

☐ ____________________________

☐ ____________________________

☐ ____________________________

☐ ____________________________

☐ ____________________________

☐ ____________________________

☐ ____________________________

☐ ____________________________

☐ ____________________________

☐ ____________________________

☐ ____________________________

☐ ____________________________

☐ ____________________________

☐ ____________________________

☐ ____________________________

☐ ____________________________

☐ ____________________________

☐ ____________________________

☐ ____________________________

☐ ____________________________

☐ ____________________________

☐ ____________________________

☐ ____________________________

☐ ____________________________

☐ ____________________________

☐ ____________________________

☐ ____________________________

☐ ____________________________

☐ ____________________________

☐ ____________________________

☐ ____________________________

DATE: ________________________

SHOPPING LIST

☐ ___________________   ☐ ___________________

☐ ___________________   ☐ ___________________

☐ ___________________   ☐ ___________________

☐ ___________________   ☐ ___________________

☐ ___________________   ☐ ___________________

☐ ___________________   ☐ ___________________

☐ ___________________   ☐ ___________________

☐ ___________________   ☐ ___________________

☐ ___________________   ☐ ___________________

☐ ___________________   ☐ ___________________

☐ ___________________   ☐ ___________________

☐ ___________________   ☐ ___________________

☐ ___________________   ☐ ___________________

☐ ___________________   ☐ ___________________

☐ ___________________   ☐ ___________________

☐ ___________________   ☐ ___________________

☐ ___________________   ☐ ___________________

DATE: ___________________

SHOPPING LIST

DATE:

SHOPPING LIST

DATE: ___________________

SHOPPING LIST

DATE: ________________________

SHOPPING LIST

DATE: ______________________

SHOPPING LIST

DATE: _______________

SHOPPING LIST

DATE:

SHOPPING LIST

DATE:

SHOPPING LIST

DATE:

SHOPPING LIST

DATE: _______________________

SHOPPING LIST

DATE:

SHOPPING LIST

DATE: ___________________

SHOPPING LIST

DATE:

SHOPPING LIST

DATE:

SHOPPING LIST

☐ ______________________   ☐ ______________________

☐ ______________________   ☐ ______________________

☐ ______________________   ☐ ______________________

☐ ______________________   ☐ ______________________

☐ ______________________   ☐ ______________________

☐ ______________________   ☐ ______________________

☐ ______________________   ☐ ______________________

☐ ______________________   ☐ ______________________

☐ ______________________   ☐ ______________________

☐ ______________________   ☐ ______________________

☐ ______________________   ☐ ______________________

☐ ______________________   ☐ ______________________

☐ ______________________   ☐ ______________________

☐ ______________________   ☐ ______________________

☐ ______________________   ☐ ______________________

☐ ______________________   ☐ ______________________

☐ ______________________   ☐ ______________________

DATE: ______________________

SHOPPING LIST

DATE:

SHOPPING LIST

DATE: _______________________

SHOPPING LIST

☐ ____________________   ☐ ____________________

☐ ____________________   ☐ ____________________

☐ ____________________   ☐ ____________________

☐ ____________________   ☐ ____________________

☐ ____________________   ☐ ____________________

☐ ____________________   ☐ ____________________

☐ ____________________   ☐ ____________________

☐ ____________________   ☐ ____________________

☐ ____________________   ☐ ____________________

☐ ____________________   ☐ ____________________

☐ ____________________   ☐ ____________________

☐ ____________________   ☐ ____________________

☐ ____________________   ☐ ____________________

☐ ____________________   ☐ ____________________

☐ ____________________   ☐ ____________________

☐ ____________________   ☐ ____________________

☐ ____________________   ☐ ____________________

DATE: ____________________

SHOPPING LIST

DATE: ___________________

SHOPPING LIST

☐ ______________________	☐ ______________________
☐ ______________________	☐ ______________________
☐ ______________________	☐ ______________________
☐ ______________________	☐ ______________________
☐ ______________________	☐ ______________________
☐ ______________________	☐ ______________________
☐ ______________________	☐ ______________________
☐ ______________________	☐ ______________________
☐ ______________________	☐ ______________________
☐ ______________________	☐ ______________________
☐ ______________________	☐ ______________________
☐ ______________________	☐ ______________________
☐ ______________________	☐ ______________________
☐ ______________________	☐ ______________________
☐ ______________________	☐ ______________________
☐ ______________________	☐ ______________________

DATE: ______________________

SHOPPING LIST

DATE:

SHOPPING LIST

☐ ______________________ ☐ ______________________

☐ ______________________ ☐ ______________________

☐ ______________________ ☐ ______________________

☐ ______________________ ☐ ______________________

☐ ______________________ ☐ ______________________

☐ ______________________ ☐ ______________________

☐ ______________________ ☐ ______________________

☐ ______________________ ☐ ______________________

☐ ______________________ ☐ ______________________

☐ ______________________ ☐ ______________________

☐ ______________________ ☐ ______________________

☐ ______________________ ☐ ______________________

☐ ______________________ ☐ ______________________

☐ ______________________ ☐ ______________________

☐ ______________________ ☐ ______________________

☐ ______________________ ☐ ______________________

DATE: ______________________

SHOPPING LIST

☐ ______________________ ☐ ______________________

☐ ______________________ ☐ ______________________

☐ ______________________ ☐ ______________________

☐ ______________________ ☐ ______________________

☐ ______________________ ☐ ______________________

☐ ______________________ ☐ ______________________

☐ ______________________ ☐ ______________________

☐ ______________________ ☐ ______________________

☐ ______________________ ☐ ______________________

☐ ______________________ ☐ ______________________

☐ ______________________ ☐ ______________________

☐ ______________________ ☐ ______________________

☐ ______________________ ☐ ______________________

☐ ______________________ ☐ ______________________

☐ ______________________ ☐ ______________________

☐ ______________________ ☐ ______________________

☐ ______________________ ☐ ______________________

DATE: ______________________

SHOPPING LIST

DATE: _______________________

SHOPPING LIST

DATE: ___________________

SHOPPING LIST

DATE:

SHOPPING LIST

DATE: ________________

SHOPPING LIST

DATE:

SHOPPING LIST

DATE:

SHOPPING LIST

DATE: ___________________________

SHOPPING LIST

DATE:

SHOPPING LIST

DATE: ___________________________

SHOPPING LIST

DATE: _______________________

SHOPPING LIST

DATE: ______________________

SHOPPING LIST

DATE: ____________________

SHOPPING LIST

DATE: ___________________________

SHOPPING LIST

DATE: ____________________

SHOPPING LIST

DATE: _______________________

SHOPPING LIST

DATE:

SHOPPING LIST

DATE: _______________________

SHOPPING LIST

DATE:

SHOPPING LIST

DATE:

SHOPPING LIST

DATE:

SHOPPING LIST

DATE: ___________________________

SHOPPING LIST

DATE: _______________________

SHOPPING LIST

☐ ______________________   ☐ ______________________

☐ ______________________   ☐ ______________________

☐ ______________________   ☐ ______________________

☐ ______________________   ☐ ______________________

☐ ______________________   ☐ ______________________

☐ ______________________   ☐ ______________________

☐ ______________________   ☐ ______________________

☐ ______________________   ☐ ______________________

☐ ______________________   ☐ ______________________

☐ ______________________   ☐ ______________________

☐ ______________________   ☐ ______________________

☐ ______________________   ☐ ______________________

☐ ______________________   ☐ ______________________

☐ ______________________   ☐ ______________________

☐ ______________________   ☐ ______________________

☐ ______________________   ☐ ______________________

☐ ______________________   ☐ ______________________

☐ ______________________   ☐ ______________________

DATE: ______________________

SHOPPING LIST

DATE:

SHOPPING LIST

DATE: _______________________

SHOPPING LIST

DATE:

SHOPPING LIST

☐	_____________	☐	_____________
☐	_____________	☐	_____________
☐	_____________	☐	_____________
☐	_____________	☐	_____________
☐	_____________	☐	_____________
☐	_____________	☐	_____________
☐	_____________	☐	_____________
☐	_____________	☐	_____________
☐	_____________	☐	_____________
☐	_____________	☐	_____________
☐	_____________	☐	_____________
☐	_____________	☐	_____________
☐	_____________	☐	_____________
☐	_____________	☐	_____________
☐	_____________	☐	_____________
☐	_____________	☐	_____________
☐	_____________	☐	_____________

DATE: _____________

SHOPPING LIST

DATE:

SHOPPING LIST

DATE: ________________________

SHOPPING LIST

DATE:

SHOPPING LIST

DATE:

SHOPPING LIST

DATE: ___________________

SHOPPING LIST

DATE: ________________________

SHOPPING LIST

DATE: _______________________

SHOPPING LIST

DATE: ___________________

SHOPPING LIST

DATE: _______________________

SHOPPING LIST

DATE:

SHOPPING LIST

DATE:

SHOPPING LIST

DATE: _______________________

SHOPPING LIST

DATE: ___________________

SHOPPING LIST

DATE:

SHOPPING LIST

DATE:

SHOPPING LIST

DATE:

SHOPPING LIST

DATE:

SHOPPING LIST

DATE: ___________________

SHOPPING LIST

DATE:

SHOPPING LIST

DATE: ___________________

SHOPPING LIST

DATE: ___________________

SHOPPING LIST

☐ ___________________		☐ ___________________	
☐ ___________________		☐ ___________________	
☐ ___________________		☐ ___________________	
☐ ___________________		☐ ___________________	
☐ ___________________		☐ ___________________	
☐ ___________________		☐ ___________________	
☐ ___________________		☐ ___________________	
☐ ___________________		☐ ___________________	
☐ ___________________		☐ ___________________	
☐ ___________________		☐ ___________________	
☐ ___________________		☐ ___________________	
☐ ___________________		☐ ___________________	
☐ ___________________		☐ ___________________	
☐ ___________________		☐ ___________________	
☐ ___________________		☐ ___________________	
☐ ___________________		☐ ___________________	
☐ ___________________		☐ ___________________	
☐ ___________________		☐ ___________________	

DATE: ___________________

SHOPPING LIST

☐	☐
☐	☐
☐	☐
☐	☐
☐	☐
☐	☐
☐	☐
☐	☐
☐	☐
☐	☐
☐	☐
☐	☐
☐	☐
☐	☐
☐	☐
☐	☐
☐	☐
☐	☐

DATE:

SHOPPING LIST

☐ ______________________   ☐ ______________________

☐ ______________________   ☐ ______________________

☐ ______________________   ☐ ______________________

☐ ______________________   ☐ ______________________

☐ ______________________   ☐ ______________________

☐ ______________________   ☐ ______________________

☐ ______________________   ☐ ______________________

☐ ______________________   ☐ ______________________

☐ ______________________   ☐ ______________________

☐ ______________________   ☐ ______________________

☐ ______________________   ☐ ______________________

☐ ______________________   ☐ ______________________

☐ ______________________   ☐ ______________________

☐ ______________________   ☐ ______________________

☐ ______________________   ☐ ______________________

☐ ______________________   ☐ ______________________

☐ ______________________   ☐ ______________________

DATE: ______________________

SHOPPING LIST

DATE:

SHOPPING LIST

DATE:

SHOPPING LIST

DATE: